I0756751

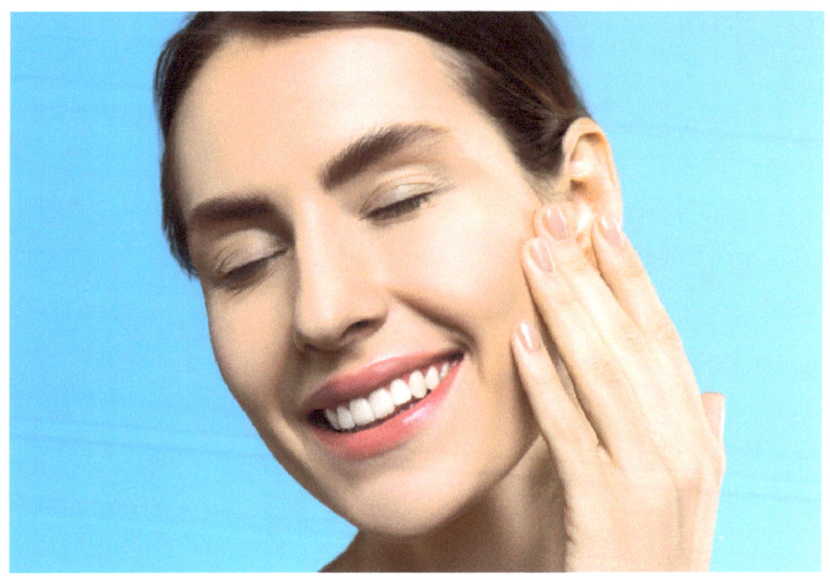

Questo libro è stato scritto solo a scopo informativo. È stato fatto ogni sforzo per renderlo il più completo e accurato possibile. Tuttavia, è possibile che vi siano errori tipografici o di contenuto. Inoltre, questo libro fornisce informazioni solo fino alla data di pubblicazione. Pertanto, deve essere utilizzato come guida, non come fonte definitiva.

Lo scopo di questo libro è quello di educare. L'autore e l'editore non garantiscono che le informazioni contenute in questo libro siano complete e non possono essere ritenuti responsabili di eventuali errori od omissioni. L'autore e l'editore non hanno alcuna responsabilità nei confronti di qualsiasi persona o entità per eventuali perdite o danni causati o presunti tali direttamente o indirettamente da questo libro.

DENTI BIANCHI NATURALMENTE

Guida che insegna come sbiancare i denti con metodi naturali e con diversi componenti.

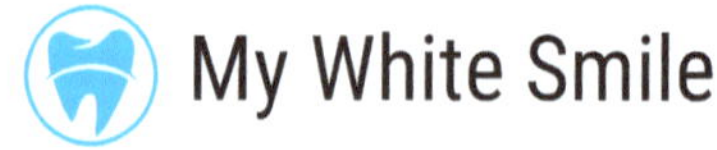

A. Importanza della salute dentale

La salute dei denti è un aspetto cruciale del nostro benessere generale. Purtroppo, molte persone ne sottovalutano l'importanza e non prendono le misure necessarie per mantenere la propria salute orale. Tuttavia, i problemi dentali possono avere gravi conseguenze per la nostra salute generale.

In primo luogo, studi scientifici hanno dimostrato che le malattie orali possono aumentare il rischio di problemi cardiaci e vascolari. Per esempio, uno studio pubblicato sulla rivista "BMC Oral Health" ha concluso che le infezioni dentali possono portare a complicazioni sistemiche come malattie cardiache, ictus e insufficienza renale.

Inoltre, la salute orale può influire in modo significativo sulla qualità della vita. I problemi dentali possono causare dolore, fastidio e difficoltà a masticare e parlare. Le persone con gravi problemi dentali hanno una qualità di vita significativamente inferiore rispetto alle persone con una buona salute dentale.

Infine, la salute dentale può avere un impatto sulla nostra fiducia e autostima. Denti gialli, mancanti o danneggiati possono influire sull'immagine che abbiamo di noi stessi e sulla nostra fiducia nella società.

Uno studio pubblicato sul Journal of Esthetic and Restorative Dentistry ha rilevato che i pazienti con gravi problemi dentali provano imbarazzo sociale e minore autostima rispetto alle persone con una buona salute dentale.

Infine, prendersi cura dei denti è essenziale per la salute generale, la qualità della vita, l'autostima e la fiducia in se stessi. Per questo è importante adottare le misure necessarie per mantenere la nostra salute orale, come lavarsi regolarmente i denti, andare dal dentista e seguire una dieta equilibrata.

B. Perché scegliere i consigli per lo sbiancamento naturale dei denti

Una buona igiene orale è importante per una serie di motivi, tra cui il miglioramento del nostro aspetto e della fiducia in noi stessi. Alcune persone optano per trucchi naturali per sbiancare i denti a causa di macchie dovute all'età, a problemi di salute orale, al fumo e altro. Un sorriso luminoso e sbiancato è considerato uno standard di bellezza e può essere un modo efficace per migliorare il nostro aspetto e la fiducia in noi stessi.

I denti giallastri e grigi possono essere un ostacolo all'attrazione degli altri e possono anche causare disagio e insicurezza nelle interazioni sociali.

Denti più bianchi possono migliorare il nostro comfort e la nostra sicurezza quando sorridiamo senza paura di essere l'argomento di conversazione.

Oltre a sembrare più presentabili di fronte agli altri e ad avere un bel sorriso, avere denti bianchi può anche migliorare la nostra autostima. Pertanto, lo sbiancamento dei denti non è solo un modo per sedurre gli altri, ma anche per prenderci cura di noi stessi ed essere più sicuri nelle attività che svolgiamo. Scegliendo i trucchi naturali per sbiancare i denti, possiamo godere di tutti i benefici dello sbiancamento senza i potenziali effetti collaterali di prodotti chimici e trattamenti costosi.

C. Obiettivi della guida

L'obiettivo principale di questo libro è presentare consigli naturali per sbiancare i denti in modo sano ed efficace. Abbiamo già visto l'importanza della salute dentale e l'effetto positivo che un sorriso luminoso può avere sulla fiducia in se stessi. Questo libro si concentra sui metodi alternativi per sbiancare i denti senza ricorrere a sostanze chimiche nocive o a costosi trattamenti dal dentista. Esploreremo i diversi metodi naturali, la loro efficacia e il loro utilizzo. Inoltre, forniremo consigli pratici su come mantenere i denti bianchi per un sorriso luminoso e duraturo.

Inoltre, questo libro vuole rendere i lettori consapevoli dei potenziali pericoli di alcuni metodi di sbiancamento dentale. Sono molti i prodotti in commercio che possono danneggiare lo smalto dei denti o addirittura causare dolore e irritazione. Per questo è importante essere informati e sapere come optare per metodi naturali per sbiancare i denti in modo sicuro.

Infine, questo libro mira anche a rompere lo stereotipo secondo cui solo i prodotti costosi e i trattamenti dal dentista possono dare risultati significativi nello sbiancamento dei denti. Dimostreremo che modi semplici ed economici come l'uso di alcune spezie, frutta e verdura possono dare risultati simili, senza danneggiare la salute dei denti.

Capire le cause dell'ingiallimento dei denti

A. Alimentos y bebidas que deben evitarse

Capire le cause dell'ingiallimento dei denti è importante per prevenirlo. Ci sono diversi fattori che possono influenzare il colore dei nostri denti, ma tra i più importanti ci sono gli alimenti e le bevande che consumiamo. Alcuni di questi possono essere evitati per mantenere i denti bianchi.

È importante sapere che alcuni degli alimenti più comunemente consumati possono influire sul colore dei nostri denti. Caffè, tè, ketchup, vino rosso e persino bianco, succhi di frutta e bevande analcoliche colorate possono contribuire al giallo dei denti.

È inoltre importante evitare salse come la salsa di pomodoro e la salsa di soia, che possono alterare il colore dei nostri denti. Tuttavia, se è difficile farne a meno, è consigliabile lavarsi i denti subito dopo aver mangiato questi alimenti.

Altri alimenti da evitare sono quelli contenenti aceto balsamico, come i sottaceti, che hanno un effetto corrosivo su denti e gengive. È opportuno limitare gli alimenti che per natura hanno colori vivaci e possono macchiare i denti, come la carne rossa, le salse rosse come la bolognese, il cioccolato, la barbabietola e altri alimenti particolarmente colorati come gli aromi in polvere del formaggio.

Se si vuole essere completamente sicuri, è consigliabile evitare anche gli agrumi, i gelati, le caramelle, la liquirizia e alcune spezie come lo zafferano o il curry. Evitando questi alimenti e bevande, si può contribuire a mantenere i denti bianchi e a prevenire l'ingiallimento.

B. Consumo di tabacco e caffè

Il fumo è uno dei maggiori nemici dei denti bianchi e della salute orale in generale. Oltre a causare l'alito cattivo, la perdita di elasticità delle mucose e il rischio di allentamento dei denti, il fumo può anche portare a un rapido e permanente ingiallimento dei denti. Le sostanze tossiche e il catrame presenti nelle sigarette sono responsabili dello scolorimento e delle macchie gialle dei denti. Questo vale anche per i giovani fumatori che di solito hanno denti bianchi ma che finiscono per ingiallire a causa del fumo.

Tuttavia, quando un fumatore smette di fumare, la progressione delle macchie gialle sui denti si arresta e inizia a scomparire dopo qualche settimana. Sebbene il tempo necessario per ripristinare i denti bianchi dipenda da molti fattori, come la durata del fumo, l'intensità della boccata e la posizione della sigaretta, rivolgersi a un dentista può aiutare a ritrovare rapidamente denti più bianchi e sani.

È importante notare che il fumo può causare molti altri gravi problemi di salute, come malattie cardiovascolari, cancro e malattie respiratorie. Pertanto, per avere denti bianchi e una buona salute orale, si raccomanda vivamente di smettere di fumare e di adottare una rigorosa igiene orale.

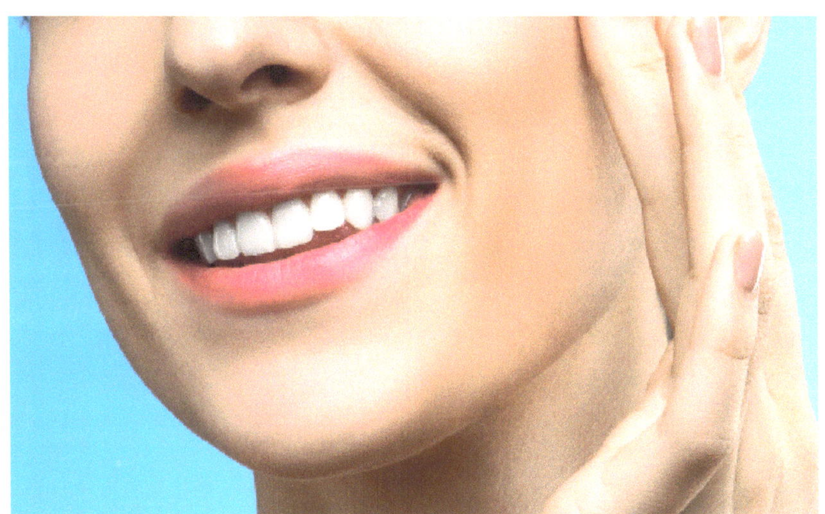

C. Malattie e farmaci

Malattie e farmaci possono influenzare negativamente il colore dei denti. Le malattie che colpiscono i denti o le gengive, come la gengivite o la parodontite, possono causare la colorazione dei denti. Anche i farmaci, come gli antibiotici a base di tetracicline, possono causare l'ingiallimento dei denti. È quindi importante conoscere gli effetti di questi fattori sulla salute dentale.

La malattia parodontale, come la gengivite e la parodontite, è causata dall'accumulo di placca. Può causare il sanguinamento delle gengive, il dolore dentale e la colorazione dei denti. Secondo uno studio pubblicato sul Journal of Clinical Periodontology, queste malattie possono provocare una colorazione irreversibile dei denti causando la perdita di osso e l'alterazione della superficie dentale.

Anche i farmaci possono influenzare il colore dei denti. Le tetracicline, un tipo di antibiotico comunemente usato per trattare varie malattie, possono causare macchie grigie sui denti dei bambini in via di sviluppo. Secondo uno studio pubblicato sul Journal of the American Dental Association, queste macchie possono essere permanenti e non possono essere corrette con i trattamenti sbiancanti convenzionali.

È quindi importante recarsi regolarmente dal dentista per monitorare la salute dei denti e discutere le opzioni di trattamento per le malattie o i farmaci che possono influire sul colore dei denti.

Anche uno spazzolamento regolare e una corretta cura dei denti possono aiutare a prevenire le malattie dentali e le macchie. In sintesi, la malattia parodontale e i farmaci possono influire sul colore dei denti. È importante tenere sotto controllo l'igiene orale adottando abitudini corrette e recandosi regolarmente dal dentista.

A. Spazzolatura regolare con bicarbonato di sodio e carbone attivo

Il bicarbonato di sodio è un prodotto molto apprezzato per le sue numerose proprietà benefiche per la salute dei denti. Può essere utilizzato come potente detergente orale, grazie alla sua capacità di sciogliere i residui di cibo e ridurre la formazione di tartaro, contribuendo così a mantenere una bocca sana. Inoltre, può aiutare a prevenire le infezioni della bocca e i problemi di alito cattivo grazie alle sue proprietà antisettiche e deodoranti.

Oltre ai suoi benefici per la salute orale, il bicarbonato di sodio è anche un ottimo alleato per ottenere denti più bianchi. La sua formula abrasiva può aiutare a levigare la superficie dei denti e a rimuovere le macchie gialle causate dal cibo o dal fumo. Per la sua capacità di sbiancare i denti, il bicarbonato di sodio è spesso incluso nei prodotti sbiancanti per denti disponibili in commercio.

Esistono diversi modi per utilizzare il bicarbonato di sodio sui denti. Si può aggiungere al dentifricio per una pulizia profonda, oppure si possono lavare i denti con una pasta di bicarbonato di sodio mescolata con acqua per un trattamento sbiancante rapido. È importante ricordare che il bicarbonato di sodio è un prodotto abrasivo e non dovrebbe essere usato più di una o due volte alla settimana, poiché può danneggiare lo smalto dei denti e renderli più sensibili. Se si hanno denti e gengive sensibili, è meglio evitare di lavarsi i denti con il bicarbonato di sodio

Tuttavia, è possibile utilizzare anche il carbone attivo in polvere. L'uso del carbone attivo in polvere per sbiancare i denti sta diventando sempre più popolare, e per una buona ragione. Le proprietà purificanti e detergenti del carbone attivo lo rendono un ingrediente ideale per l'igiene dentale, la cura della pelle e le maschere per il viso. La polvere di carbone attivo è in grado di catturare le sostanze nocive e le macchie colorate, come quelle causate da caffè, tè, vino o sigarette, lasciando un alito fresco e una bocca sana.

Tuttavia, è importante notare che il carbone attivo non può essere considerato uno sbiancante magico. Se i denti sono gialli per qualsiasi motivo che non sia una decolorazione superficiale dello smalto, il carbone attivo non è efficace e occorre rivolgersi a un professionista. Inoltre, il carbone attivo non può sbiancare un dente devitalizzato o una resina applicata da un dentista.

Nonostante queste limitazioni, lo spazzolamento con carbone attivo è efficace per sbiancare i denti sani e rimuovere le discromie. Tuttavia, come per ogni buon prodotto, è importante usarlo con parsimonia. Alcuni dentisti possono essere critici sull'uso del carbone attivo per lo spazzolamento dei denti, quindi è consigliabile consultare un professionista prima dell'uso.

In definitiva, il carbone attivo in polvere è una buona alternativa ai prodotti sbiancanti a base di perossido di idrogeno.

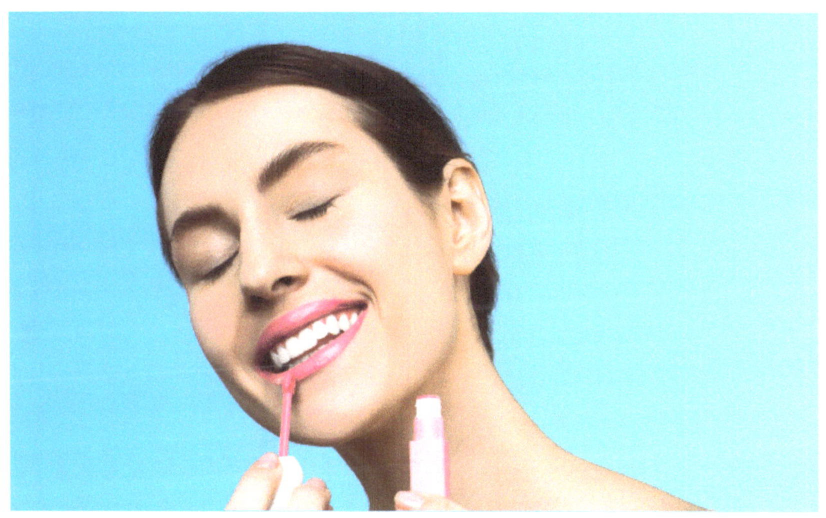

B. Uso di perossido di idrogeno e succo di limone

Il perossido di idrogeno è un popolare agente sbiancante naturale per sbiancare i denti. Questa sostanza è stata a lungo utilizzata per uccidere i batteri e disinfettare le ferite.

Sebbene non siano stati studiati gli effetti del risciacquo o dello spazzolamento con perossido di idrogeno puro, è stata dimostrata l'efficacia di alcuni dentifrici commerciali contenenti perossido di idrogeno e bicarbonato di sodio.

Uno studio, ad esempio, ha rilevato che l'uso di un dentifricio con perossido di idrogeno all'1% e bicarbonato di sodio può sbiancare i denti. Tuttavia, è importante conoscere i problemi di sicurezza del perossido di idrogeno. Concentrazioni elevate o un uso eccessivo possono causare irritazione alle gengive e sensibilità ai denti.

Il perossido di idrogeno può essere usato come collutorio prima di lavarsi i denti, diluendo una soluzione di perossido di idrogeno al 3% in acqua. Un altro modo per usare il perossido di idrogeno è mescolarlo con il bicarbonato di sodio per ottenere un dentifricio fatto in casa. Tuttavia, è importante non utilizzare questa miscela più di una volta alla settimana, poiché un uso eccessivo può erodere lo smalto dei denti.

Il limone viene spesso presentato come un rimedio naturale per ottenere denti più bianchi. I limoni contengono acido citrico, che ha proprietà sbiancanti naturali. Tuttavia, è importante notare che l'uso del limone per sbiancare i denti può comportare alcuni rischi.

L'acido citrico contenuto nei limoni può erodere lo smalto dei denti, lo strato protettivo che li riveste. L'erosione dello smalto può portare a sensibilità dentale, carie e problemi dentali più gravi.

Se si decide di usare il limone per sbiancare i denti, è importante farlo con attenzione. Si consiglia di diluire il succo di limone in acqua e di applicarlo sui denti con un bastoncino di cotone. Si può anche mescolare il succo di limone con il bicarbonato di sodio per ottenere un dentifricio fatto in casa.

Tuttavia, è importante non utilizzare questa miscela troppo spesso. Si consiglia di limitare l'uso di questo metodo a una volta alla settimana.

C. Masticare una gomma allo xilitolo

Molte aziende produttrici di gomme da masticare utilizzano lo xilitolo, un sostituto dello zucchero estratto da bacche selvatiche. È stato dimostrato che questo dolcificante contribuisce a ridurre la quantità di batteri nocivi nella bocca. Agisce sull'equilibrio chimico della bocca, contribuendo a prevenire la carie. Lo xilitolo neutralizza gli acidi, contribuendo a proteggere lo smalto dei denti. Inoltre, lo xilitolo stimola la produzione di saliva, che rimuove la placca e le particelle di cibo dalla superficie dei denti.

Masticare una gomma allo xilitolo può essere utile per avere denti sani e bianchi. I prodotti a base di xilitolo sono disponibili sotto forma di gomme da masticare, caramelle e persino dentifrici. Questa alternativa allo zucchero, dal sapore simile, è stata approvata dall'American Dental Association (ADA) come mezzo di prevenzione della carie dentale.

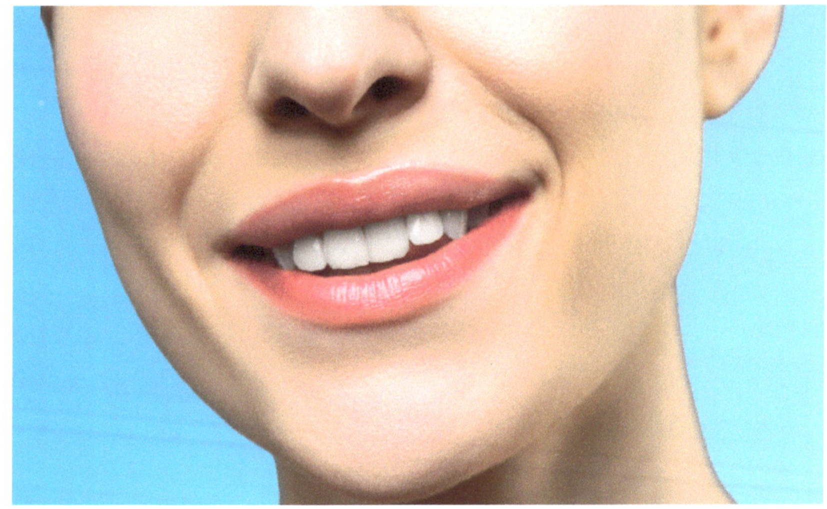

Le gomme da masticare allo xilitolo hanno molti benefici: stimolano la produzione di saliva, riducono la placca e prevengono la carie.

Alcuni studi hanno dimostrato che masticare una gomma allo xilitolo per almeno 5 minuti dopo ogni pasto può aiutare a prevenire la carie. Lo xilitolo è un dolcificante non fermentabile, il che significa che i batteri non lo convertono in acido in bocca, a differenza dello zucchero. Lo xilitolo ha la capacità di neutralizzare gli acidi che attaccano lo smalto dei denti e causano la carie.

Inoltre, la gomma da masticare allo xilitolo stimola la produzione di saliva, che svolge un ruolo essenziale nella rimozione dei batteri e dei residui di cibo dalla bocca. L'aumento della produzione di saliva rafforza anche lo smalto dei denti, contribuendo a mantenerli bianchi e sani.

Infine, le gomme da masticare allo xilitolo possono aiutare a prevenire la malattia parodontale, una condizione che colpisce i tessuti che circondano e sostengono i denti. La malattia parodontale è causata dall'accumulo di placca, che può portare a infiammazioni e infezioni delle gengive. Alcuni studi hanno dimostrato che masticare una gomma allo xilitolo per alcuni minuti dopo ogni pasto può aiutare a prevenire l'accumulo di placca e a ridurre l'infiammazione gengivale.

D. Mangiare cibi sbiancanti

Mangiare alimenti naturali è un ottimo modo per ottenere denti bianchi. Alcuni alimenti hanno proprietà che aiutano a proteggere lo smalto dei denti e a rimuovere le macchie, fornendo al contempo nutrienti essenziali per la salute orale.

Gli agrumi, come arance, limoni e pompelmi, sono ricchi di vitamina C e possono essere acidi. Tuttavia, possono aiutare a proteggere lo smalto dei denti. Aumentando il flusso salivare, questi frutti possono contribuire a eliminare i batteri che producono acido e danneggiano lo smalto. Hanno anche un elevato contenuto di acqua, che aiuta a idratare la bocca e a prevenire le macchie dei denti.

I latticini, come il formaggio, lo yogurt e il latte, contengono acido lattico e calcio, che sono benefici per i denti. L'acido lattico aiuta a rimuovere le macchie dai denti, mentre il calcio aiuta a rafforzare lo smalto dei denti. Inoltre, i latticini sono ricchi di proteine, importanti per la formazione di tessuti sani, come le gengive.

Anche le mele e le carote crude sono utili per mantenere i denti bianchi. La masticazione prolungata necessaria per mangiarle pulisce la bocca e rimuove le particelle dai denti.

Le fragole sono un altro alimento naturale che può aiutare a rimuovere le macchie dallo smalto dei denti. Contengono enzimi malici che possono aiutare a rimuovere le macchie dello smalto. Inoltre, il loro contenuto di fibre aiuta a pulire i denti e a rimuovere i batteri.

Le noci sono ricche di fibre, proteine e calcio e la loro consistenza croccante le rende un'ottima scelta per rimuovere la placca e le macchie dallo smalto dei denti. Inoltre, il loro contenuto di calcio contribuisce a rafforzare i denti.

Infine, l'olio di cocco può aiutare a mantenere i denti bianchi. Contiene acido laurico che aiuta a mantenere i denti bianchi e ha proprietà antibatteriche e antimicrobiche che combattono la placca e le infezioni.

Il consumo di questi alimenti naturali consente non solo di mantenere i denti sani e bianchi, ma anche di fornire all'organismo i nutrienti di cui ha bisogno per mantenersi in salute. È importante notare che il consumo regolare di questi alimenti naturali non deve sostituire una buona igiene orale, ma integrarla.

E. Uso di sali da bagno e oli essenziali

L'uso di sali da bagno e oli essenziali è un modo naturale e rilassante per sbiancare i denti. I sali da bagno sono ricchi di minerali e oligoelementi come calcio, magnesio e potassio, che aiutano a rimuovere le macchie superficiali e a rafforzare lo smalto dei denti. Gli oli essenziali, invece, hanno proprietà antibatteriche e antisettiche che aiutano a combattere i batteri responsabili della placca e della carie.

Per utilizzare i sali da bagno, è sufficiente mescolare un cucchiaio di sale marino con una piccola quantità di acqua calda per formare una pasta. Questa pasta può essere applicata sui denti con il dito o con uno spazzolino morbido. Si consiglia di lasciare agire la pasta per circa 5 minuti e poi sciacquare la bocca con acqua tiepida. Questo metodo può essere ripetuto più volte alla settimana per ottenere risultati ottimali.

È importante notare che l'uso dei sali da bagno non deve sostituire il regolare spazzolamento dei denti. I sali da bagno possono essere utilizzati come complemento di una regolare routine di cura dentale, che comprende lo spazzolamento quotidiano, l'uso del filo interdentale e visite regolari dal dentista.

Anche gli oli essenziali possono essere utilizzati per sbiancare i denti in modo naturale. Oli essenziali come l'olio di menta piperita, l'olio di tea tree e l'olio di chiodi di garofano hanno proprietà antisettiche e antibatteriche che aiutano a eliminare i batteri che causano placca e carie. Inoltre, lasciano un alito fresco e mentolato.

Per utilizzare gli oli essenziali è sufficiente metterne alcune gocce in acqua calda e sciacquare la bocca per un minuto. Questo metodo può essere ripetuto più volte alla settimana per ottenere i migliori risultati. È importante notare che gli oli essenziali devono essere utilizzati con cura e diluiti prima dell'uso. Alcuni oli essenziali possono irritare la pelle e le mucose, quindi è importante leggere le istruzioni prima dell'uso e consultare un professionista della salute in caso di dubbi.

Consigli per mantenere i denti bianchi

A. Dieta equilibrada

Una dieta equilibrata è uno dei fattori più importanti per mantenere denti sani e bianchi. Gli alimenti che mangiamo hanno un impatto diretto sulla nostra salute dentale e possono contribuire alla formazione di macchie e cavità. Per mantenere denti sani e bianchi, è importante seguire una dieta equilibrata che includa una varietà di alimenti sani e nutrienti.

Gli alimenti ricchi di calcio, come i latticini, le verdure a foglia verde e le noci, sono particolarmente importanti per mantenere i denti sani. Il calcio è un minerale essenziale per la formazione dello smalto dei denti e può contribuire a rafforzarli e a prevenire la carie.

I latticini come il latte, il formaggio e lo yogurt sono anche ricchi di vitamina D, essenziale per l'assorbimento del calcio nell'organismo. Anche la frutta e la verdura fresche sono importanti per una dieta equilibrata e per mantenere denti sani e bianchi.

Frutta e verdura ricche di vitamina C, come arance, fragole e kiwi, possono aiutare a prevenire le infiammazioni gengivali e a rafforzare il tessuto connettivo che sostiene i denti. Verdure croccanti come carote, cetrioli e sedano possono aiutare a pulire i denti rimuovendo le macchie superficiali e stimolando la produzione di saliva, che aiuta a neutralizzare gli acidi che causano la carie.

D'altra parte, alcuni alimenti possono macchiare i denti e contribuire alla carie. Le bibite, i succhi di frutta e le bevande zuccherate sono particolarmente dannose per i denti, poiché contengono molti zuccheri e acidi che possono danneggiare lo smalto dei denti e portare alla carie. Anche gli alimenti ricchi di amido, come le patate, il pane bianco e la pasta, possono contribuire alla carie, poiché l'amido viene convertito in zucchero nella bocca.

È importante notare che la frequenza di consumo di questi alimenti è importante quanto il loro contenuto di zuccheri. Gli spuntini frequenti possono causare danni permanenti ai denti, poiché non lasciano alla saliva il tempo sufficiente per neutralizzare gli acidi che causano la carie. Si raccomanda quindi di limitare il consumo di alimenti zuccherati e amidacei e di consumarli durante i pasti piuttosto che come spuntini.

Oltre a una dieta equilibrata, è importante bere molta acqua per mantenere denti sani e bianchi. L'acqua aiuta a eliminare i residui di cibo e a neutralizzare gli acidi che causano la carie.

Anche il tè verde è utile per la salute dei denti, in quanto contiene composti che possono aiutare a prevenire la formazione della placca e a ridurre l'infiammazione delle gengive.

B. Spazzolamento e cura regolari

La chiave per mantenere denti sani e bianchi è mantenere una regolare routine di spazzolamento e pulizia. Lo spazzolamento dei denti è essenziale per rimuovere la placca e i batteri dalla bocca. Ecco alcuni consigli su come spazzolare e curare i denti in modo efficace.

Per uno spazzolamento efficace, si consiglia di lavarsi i denti almeno due volte al giorno, per due minuti ogni volta. Utilizzare uno spazzolino con setole morbide per evitare di graffiare lo smalto dei denti e causare sensibilità dentale. Spazzolate i denti con un delicato movimento circolare, prestando particolare attenzione alle aree difficili da raggiungere, come i molari e i denti posteriori. Non dimenticate di spazzolare anche la lingua per rimuovere i batteri che possono causare l'alito cattivo.

Anche la scelta del dentifricio è importante per mantenere i denti sani. Utilizzare un dentifricio contenente fluoro per rafforzare lo smalto dei denti e prevenire la carie.

I dentifrici sbiancanti possono essere utilizzati anche per rimuovere le macchie superficiali e sbiancare i denti. È importante verificare che il dentifricio non contenga particelle abrasive che possono danneggiare lo smalto dei denti.

Oltre allo spazzolamento, l'uso di collutori può contribuire a rinfrescare l'alito e a rimuovere i batteri dalla bocca. I collutori contenenti fluoro possono anche contribuire a rafforzare lo smalto dei denti. È importante leggere attentamente le istruzioni e non ingerire il collutorio. Anche bere acqua a sufficienza è importante per mantenere una bocca sana e idratata.

C. Visite dal dentista

Visite dentistiche regolari sono fondamentali per mantenere denti bianchi e una buona salute orale. Infatti, è importante fissare una visita dentistica ogni sei mesi per prevenire i problemi dentali prima che diventino gravi. Durante una visita dal dentista, viene eseguita una pulizia professionale per rimuovere la placca e il tartaro accumulati sui denti. Questa placca è composta da batteri che possono causare carie, malattie gengivali e infezioni. Rimuovendo la placca, il dentista previene la formazione di macchie e l'ingiallimento dei denti, mantenendoli bianchi.

Una pulizia professionale dal dentista comprende anche un esame della bocca, dei denti e delle gengive per individuare eventuali anomalie dentali o condizioni che potrebbero richiedere un trattamento.

I problemi dentali come la carie e le malattie gengivali sono più facili da trattare se individuati precocemente. Intervenendo tempestivamente, il dentista può prevenire il peggioramento dei problemi dentali e ridurre il rischio di macchie e ingiallimento dei denti.

Oltre all'esame e alla pulizia dei denti, il dentista può anche fornire consigli per l'igiene orale per aiutarvi a mantenere denti bianchi e una bocca sana a casa. I consigli possono includere informazioni sullo spazzolamento, l'uso del filo interdentale, la scelta dello spazzolino e del dentifricio giusti e l'importanza di mantenere una dieta sana per avere denti sani.

Visite regolari dal dentista sono essenziali per mantenere denti bianchi e una buona salute dentale. Pulizie professionali, controlli dentali regolari e trattamenti sbiancanti professionali possono aiutare a prevenire le macchie e l'ingiallimento dei denti, mentre i consigli per l'igiene orale possono aiutare a mantenere denti bianchi e una bocca sana anche a casa. Combinando i consigli naturali per lo sbiancamento dei denti con una cura professionale regolare, è possibile mantenere denti sani e bianchi per tutta la vita.

A. Sintesi della consulenza proposta

In questo libro abbiamo esplorato diversi trucchi naturali per sbiancare i denti senza ricorrere a trattamenti costosi o invasivi. Ecco un riassunto dei consigli che vi aiuteranno a ottenere denti più bianchi e sani in modo naturale.

Innanzitutto, abbiamo sottolineato l'importanza di conoscere le cause dei denti gialli. Cibi e bevande colorate, tabacco, caffè, malattie e farmaci possono contribuire alla decolorazione dei denti.

Evitando o limitando questi elementi, è possibile prevenire o rallentare la progressione dell'ingiallimento. Di seguito vengono illustrati alcuni consigli naturali per sbiancare i denti.

L'uso regolare di bicarbonato di sodio e pasta di carbone può aiutare a rimuovere le macchie superficiali e a ridurre l'ingiallimento. Allo stesso modo, l'uso di succo di limone e perossido di idrogeno può aiutare a sbiancare i denti, ma è importante usarli con parsimonia per evitare di danneggiare lo smalto dei denti. Anche masticare una gomma allo xilitolo può aiutare a stimolare la produzione di saliva, che può contribuire a rimuovere le macchie e a prevenire l'ingiallimento.

Oltre a questi consigli, abbiamo anche sottolineato l'importanza di mangiare cibi naturalmente sbiancanti, come fragole, mele e sedano. Infine, abbiamo parlato dell'uso di sali da bagno e oli essenziali per rimuovere le macchie superficiali e rinfrescare l'alito. Infine, abbiamo fornito consigli su come mantenere i denti bianchi.

Una dieta equilibrata e una buona igiene dentale sono essenziali per prevenire l'ingiallimento e mantenere denti sani e bianchi. Abbiamo anche sottolineato l'importanza di visite regolari dal dentista per prevenire i problemi dentali e trattare le macchie più ostinate.

Esistono molti trucchi naturali per sbiancare i denti e prevenire l'ingiallimento. Utilizzando regolarmente questi consigli e praticando una buona igiene dentale, non solo otterrete denti più bianchi, ma eviterete anche problemi dentali e migliorerete la vostra salute orale generale.

B. Importanza della prevenzione per una buona salute dentale

La salute dei denti è una parte fondamentale del nostro benessere generale. Tuttavia, la maggior parte di noi non si prende abbastanza cura dei propri denti e si rende conto della sua importanza solo quando inizia ad avere problemi. Tuttavia, la prevenzione è uno dei modi più efficaci per garantire una buona salute dentale.

La prevenzione dei problemi dentali inizia con una buona igiene orale. Ciò significa lavarsi i denti almeno due volte al giorno con uno spazzolino e un dentifricio di buona qualità.

Inoltre, è importante cambiare lo spazzolino ogni 3 mesi per garantire una buona igiene. Le setole dello spazzolino si consumano con il tempo, riducendo la loro efficacia nel rimuovere i residui di cibo e la placca.

Anche il filo interdentale è una parte essenziale della prevenzione dentale. Rimuove i residui di cibo e la placca che lo spazzolino non riesce a raggiungere. Si consiglia di utilizzare il filo interdentale una volta al giorno, preferibilmente prima di andare a letto.

Oltre a una buona igiene orale, la prevenzione dentale passa anche attraverso una dieta sana. Gli alimenti dolci e acidi, come i dolci, le bibite e i cibi elaborati, sono particolarmente dannosi per i denti.

Le visite regolari dal dentista sono essenziali anche per prevenire i problemi dentali. I dentisti possono individuare i problemi dentali prima che diventino gravi ed eseguire trattamenti come la pulizia dei denti, il trattamento delle carie e la diagnosi precoce di malattie dentali più gravi.

Infine, l'odontoiatria preventiva è essenziale per ridurre i costi delle cure dentali. Le cure dentali sono spesso costose, soprattutto quando i problemi sono gravi e richiedono un trattamento d'emergenza. Prendendosi cura dei propri denti e prevenendo i problemi, si possono evitare costi elevati e dolori inutili.

In conclusione, la prevenzione è la chiave per una buona salute dentale. Una buona igiene orale, una dieta sana, visite regolari dal dentista e la prevenzione dei problemi dentali sono essenziali per garantire una buona salute dentale.

I vantaggi dell'odontoiatria preventiva sono molti, tra cui la riduzione dei costi delle cure dentali, la diminuzione del dolore dentale e una migliore qualità di vita complessiva. Adottando ora una routine odontoiatrica preventiva, potrete assicurarvi denti forti e sani per molti anni a venire.

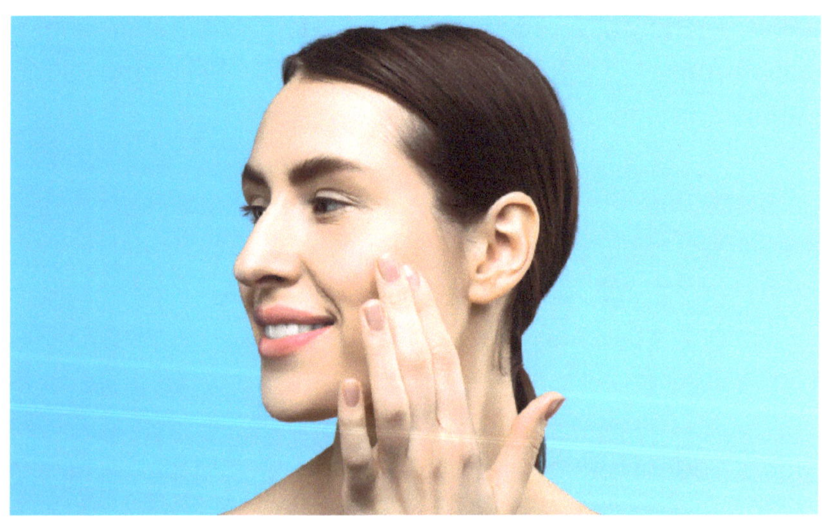

C. Motivazione ad adottare consigli naturali per denti più bianchi.

La bellezza di un sorriso spesso risiede nel bianco dei denti. Denti sani e bianchi sono un segno di buona salute dentale, ma possono anche migliorare la fiducia in se stessi, l'aspetto e la qualità della vita in generale.

Per questo motivo, i consigli naturali per denti più bianchi possono essere utili e motivanti per molte persone.

Innanzitutto, scegliendo trucchi naturali, si evita l'uso di sostanze chimiche dannose. Molti prodotti sbiancanti commerciali contengono agenti sbiancanti che possono causare sensibilità ai denti, irritazione delle gengive e dolore. I trucchi naturali sono spesso più delicati per denti e gengive, pur essendo efficaci nel rimuovere macchie e discromie.

Infine, l'uso di trucchi naturali per sbiancare i denti può essere un'opportunità per prendersi cura di se stessi e della propria salute generale. I trucchi naturali sono spesso associati a cambiamenti positivi dello stile di vita, come una dieta equilibrata, un'igiene dentale regolare e una migliore gestione dello stress. Apportando questi cambiamenti, è possibile migliorare la propria salute dentale e generale.

Bonus

La scelta di un dentifricio sbiancante può essere fondamentale per la luminosità dei denti. I dentifrici contenenti ingredienti naturali come il bicarbonato di sodio, il carbone attivo, l'argilla bianca o il perossido di idrogeno possono aiutare a rimuovere le macchie superficiali e a sbiancare i denti.

Quando si lavano i denti, è importante utilizzare uno spazzolino con setole morbide per evitare di danneggiare lo smalto dei denti. Per una buona igiene dentale si consiglia di spazzolare i denti due volte al giorno per due minuti.

Il filo interdentale è importante anche per evitare macchie e residui di cibo tra i denti e intorno alle gengive. Si consiglia di utilizzare il filo interdentale almeno una volta al giorno per una buona igiene dentale.

Bere bevande colorate, come caffè, tè, vino rosso o bibite, con una cannuccia può aiutare a prevenire le macchie sui denti. La cannuccia riduce al minimo il contatto diretto dei liquidi con i denti. Infine, una dieta equilibrata ricca di frutta e verdura fresca e di latticini può contribuire a mantenere denti sani e bianchi.

Gli alimenti ricchi di calcio e vitamina D, come il latte, il formaggio e lo yogurt, possono contribuire a rafforzare lo smalto dei denti e a prevenire la carie. Anche la frutta e la verdura ricche di fibre possono aiutare a rimuovere le macchie e i residui di cibo dai denti.

Seguendo questi semplici consigli, è possibile ottenere denti più bianchi in modo naturale ed efficace, migliorando al contempo l'igiene orale complessiva.